BEI GRIN MACHT SICH IHR WISSEN BEZAHLT

- Wir veröffentlichen Ihre Hausarbeit, Bachelor- und Masterarbeit

- Ihr eigenes eBook und Buch - weltweit in allen wichtigen Shops

- Verdienen Sie an jedem Verkauf

Jetzt bei www.GRIN.com hochladen und kostenlos publizieren

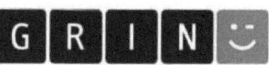

Evidence Based Practice und Qualitätsmanagement in der Physiotherapie. Die Schulter-Impingement-Diagnose

Kritische Betrachtung einer Studie

Neele Schwiethal

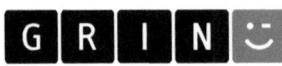

Bibliografische Information der Deutschen Nationalbibliothek:

Die Deutsche Nationalbibliothek verzeichnet diese Publikation in der Deutschen Nationalbibliografie; detaillierte bibliografische Daten sind im Internet über http://dnb.d-nb.de abrufbar.

ISBN: 9783346275608
Dieses Buch ist auch als E-Book erhältlich.

Druck und Bindung: Books on Demand GmbH, Norderstedt Germany
Gedruckt auf säurefreiem Papier aus verantwortungsvollen Quellen

Das vorliegende Werk wurde sorgfältig erarbeitet. Dennoch übernehmen Autoren und Verlag für die Richtigkeit von Angaben, Hinweisen, Links und Ratschlägen sowie eventuelle Druckfehler keine Haftung.

Das Buch bei GRIN: https://www.grin.com/document/943196

Fachbereich Gesundheit & Soziales
ATB 17 - Angewandte Therapiewissenschaften (B. Sc.)
Studienort: Hamburg

Prüfungsleistung im Modul 2 Wissenschaftliche Kompetenzen

EBP & QM / Evidenzbasierte Praxis & Qualitätsmanagement

Neele Schwiethal   28.02.2018

Inhaltsverzeichnis für EBP & QM

1 ZUSAMMENFASSUNG EBP & QM   3

2 VERZEICHNISSE   4
2.1 Abkürzungsverzeichnis   4
2.2 Abbildungs- und Tabellenverzeichnis   5

3 EINLEITUNG EBP & QM   7

4 HAUPTTEIL   8
4.1 EBP Methode   8
4.2 EBP Ergebnisse   10
4.3 EBP Diskussion   13

5 EBP Literaturverzeichnis   15

6 QM   16
6.1 Kernprozess im Rahmen des klinischen Falls   16
6.2 Flankierende Kern- und Unterstützungsprozesse aus Sicht des QM   17

7 QM Literaturverzeichnis   18

8 ZUSAMMENFASSUNG   19
8.1 Fazit EBP & QM   20

1 Zusammenfassung EBP & QM

Die vorliegende Arbeit bewertet zunächst kritisch im Rahmen der evidenzbasierten Praxis einen wissenschaftlichen Artikel, der zwei Interventionen bei der Behandlung eines Schulter-Impingements vergleicht. Zudem soll die Arbeit den Nutzen des bewerteten Artikels für einen zuvor ausgewählten klinischen Fall erläutern. Der klinische Fall dieser Arbeit beschäftigt sich mit einer Patientin, die nach einer vorangegangenen Schulter-Impingement-Diagnose mit Hilfe einer minimal-invasiven Schulterarthroskopie operativ behandelt wurde und in Folge dessen physiotherapeutisch weiterbehandelt werden soll. Aus diesem klinischen Fall ergibt sich eine PICO-Frage, die ebenfalls die Wirkung zweier Interventionen miteinander vergleicht. Der klinische Fall lässt sich im Verlauf größtenteils stimmig in den wissenschaftlichen Artikel eingliedern. Der wissenschaftliche Artikel vergleicht die Anwendung von manualtherapeutischen Techniken im zervikothorakalen Wirbelsäulenbereich in Verbindung mit aktiven therapeutischen Übungen, die selbstständig zuhause durchgeführt werden, mit der alleinigen Anwendung und Durchführung von aktiven therapeutischen Übungen zuhause bei einem Schulter-Impingement. Die PICO-Frage fragt ebenfalls nach dem Vergleich dieser Interventionen, jedoch mit dem Unterschied, dass eine vorangegangene Schulterarthroskopie vorliegt. Aus den Ergebnissen der kritisch bewerteten Studie wird klar, dass zervikothorakale manipulative Techniken und aktive Übungen die Intensität des Schmerzes und das Bewegungsausmaß im Schultergelenk eher verbessern als die alleinige Durchführung von aktiven Übungen zuhause. Beide Interventionen reduzieren jedoch vorhandene Einschränkungen. Die Relevanz des Themas Schulter-Impingement ist insgesamt als hoch einzustufen, sodass im zweiten Teil der Arbeit im Rahmen des Qualitätsmanagements die Diagnostik bei Schultersyndromen als ein Kernprozess in einem Flussdiagramm veranschaulicht und anschließend erläutert wird.

Schlüsselwörter: EBP,   Schulter-Impingement,   Schulterarthroskopie, manualtherapeutische Techniken, zervikothorakal, aktive therapeutische Übungen, zuhause, QM, Diagnostik, Kernprozess, Flussdiagramm,

2 VERZEICHNISSE

2.1 Abkürzungsverzeichnis

ADL   Activities of Daily Life

EBP   Evidenzbasierte Praxis

ICF   International Classification of Functioning, Disability and Health

OP   Operation

SDQ   Strength and Difficulties Questionnaire

SIS   Schulter-Impingement-Syndrom

ROM   Range of Motion

QM   Qualitätsmanagement

VAS   Visuelle Analoge Schmerzskala

2.2 Abbildungs- und Tabellenverzeichnis

Abb. 1: Darstellung eines Kernprozesses zum Thema Diagnostik bei einem Schulter-Impingement in einem Flussdiagramm

3 EINLEITUNG EBP & QM

Es wurde festgestellt, dass bei Schulterbeschwerden neben der Rotatorenmanschettenläsion das isolierte Schulter-Impingement am häufigsten diagnostiziert wird (Beirer, Imhoff & Braun 2017). Ursprung dieser Diagnose sind strukturelle Veränderungen oder bereits vorhandene strukturelle Schäden im Bereich des Schultergelenks. Hierbei sei vor allem der sehr enge Subakromialraum als pathologisch anfällig für Veränderungen und Schäden zu nennen. Nach Beirer et al. (2017) sollte ein Schulter-Impingement-Syndrom primär konservativ behandelt werden. Bei einer anhaltenden Symptomatik trotz vorangegangener konservativer Maßnahmen im Rahmen einer physiotherapeutischen Behandlung lassen sich die strukturellen Veränderungen und Schäden jedoch scheinbar nicht mehr ausreichend kompensieren, sodass ein operativer Eingriff indiziert ist. Im Rahmen einer Schulterarthroskopie wird so eine Erweiterung des subakromialen Raumes geschaffen, woraus sich eine Linderung der Schmerzsymptomatik und eine Verbesserung des Bewegungsverhaltens ergeben soll. Auf Grund der Häufigkeit dieser Diagnose ergibt sich eine hohe Relevanz bezüglich der ICF- und vor allem evidenzbasierten physiotherapeutischen Behandlung. Insgesamt vereinfacht wird die Herangehensweise jedoch durch die nahezu fehlenden Kontraindikationen bei der konservativen und operativen Behandlung des Schulter-Impingement-Syndroms, sodass z.B. manualtherapeutische Techniken und aktive, therapeutische Übungen unter Berücksichtigung der aktuellen Schmerzsymptomatik jederzeit durchführbar sind.

In dieser vorliegenden Arbeit wird ein bereits vorhandenes, ausgewähltes, wissenschaftliches Manuskript über eine vorläufig randomisierte klinische Studie, die die Wirkung von zervikothorakaler Manipulation in Verbindung mit angeleiteten therapeutischen Übungen mit einem therapeutischen Übungsprogramm für Zuhause zur Behandlung von einem Schulter-Impingement vergleicht (Vinuesa Montoya et al., 2016), kritisch bewertet und der Nutzen für einen klinischen Fall überprüft und hergestellt. Im Methodik-Teil dieser Arbeit wird auf den klinischen Fall, der sich auf eine Patientin, die nach vorangegangener Schulter-Impingement-Diagnose operativ mit Hilfe einer minimal-invasiven Schulterarthroskopie behandelt wurde, genauer eingegangen und die daraus abgeleitete PICO-Frage erläutert. Daraufhin wird das wissenschaftliche Manuskript wie o.g. einer kritischen Bewertung unterzogen. Aufbauend darauf werden die Ergebnisse diskutiert und auf den klinischen Fall bezogen. Die Arbeit gliedert sich insgesamt in zwei Teile – der erste Teil beschäftigt sich somit zusammenfassend mit der Erarbeitung eines evidenzbasierten Urteils während der zweite Teil der vorliegenden Arbeit im Rahmen des Qualitätsmanagements einen Kernprozess, der im Rahmen des beschriebenen Falls abläuft, in einem Ablaufdiagramm visualisiert und die Kern- und Unterstützungsprozesse erläutert. Abschließend wird ein gemeinsames Fazit bzw. ein gemeinsamer Ausblick für beide Teile vorgestellt.

4 HAUPTTEIL

4.1 EBP Methode

Dieses Kapitel beschäftigt sich mit der Darstellung des klinischen Falls, der Ableitung der PICO-Frage und der Erläuterung der angewendeten Suchstrategien im Rahmen der vorangegangenen Literaturrecherche. Der klinische Fall wird im Folgenden mit Hilfe des ICF-Modells (World Health Organization 2001) beschrieben. In dem klinischen Fall geht es um eine weibliche, 58 jährige Patientin, die nach vorangegangener Schulter-Impingement-Diagnose rechts operativ mit Hilfe einer minimal-invasiven Schulterarthroskopie mit Bursektomie und Acromionteilresektion, behandelt wurde. Sie befindet sich in ambulanter Behandlung in einem Reha-Zentrum im Norden von Hamburg und wird dort von mehreren Physiotherapeuten mit unterschiedlicher Expertise behandelt. In die Funktions- und Strukturebene lässt sich das rechte Articulatio Glenohumerale als Hauptstruktur einordnen. Funktionell sind das eingeschränkte Joint Play des Articulatio Glenohumerale, das fest-unelastische Endgefühl bei der manualtherapeutischen Untersuchung sowie die einhergehende Bewegungseinschränkung gemessen am ROM-Test in die Anteversion (100 Grad aktive ROM) und in die Abduktion (80 Grad aktive ROM) und die eingeschränkte Brustwirbelsäulen-Mobilität in die Extension zu nennen. Daraus ableiten lassen sich in der Aktivitäts- und Partizipationsebene, dass das nach oben greifen zu einem Hängeschrank oder Regal nicht möglich ist. Zudem gibt die Patientin an, dadurch Schwierigkeiten im Haushalt (ADL) zu haben und zurzeit arbeitsunfähig zu sein. Anhand des klinischen Falls lassen sich folgende Kontextfaktoren ableiten: bei den Umweltfaktoren scheinen nur Förderfaktoren wie Schmerzmittel, Hilfsmittel (CPM Bewegungsschiene), die Physiotherapeuten und der Ehemann als Unterstützung im Alltag und auf psychischer Ebene vorhanden zu sein. Betrachtet man die personenbezogenen Faktoren lässt sich als Förderfaktor die hohe intrinsische Motivation der Patientin in Bezug auf die Therapie ableiten jedoch überwiegen hier mit dem Alter, der allgemeinen Ängstlichkeit sowie den Schmerzen bei der Bewegung im Schultergelenk die Barrierefaktoren. Anhand des Fallbeispiels lässt sich eine PICO-

Frage ableiten. Der erste Teil der Frage - Patient - beschreibt den Zustand nach einer Schulterarthroskopie-OP nach vorangegangenem Schulter-Impingement mit einhergehender Bewegungseinschränkung in die Anteversion und Abduktion. Als Intervention wird die zweimal wöchentliche Anwendung von Manueller Therapie im Rahmen einer physiotherapeutischen Behandlung angegeben. Als Vergleich wird die tägliche Durchführung von, zuvor durch den Physiotherapeuten gezeigten, aktiven Übungen zuhause beschrieben. Als Outcome soll die Bewegungserweiterung in Abduktion und Anteversion innerhalb von zwei Monaten postoperativ mit Hilfe eines Winkelmessers anhand der Neutral-Null-Methode gemessen werden. Aus diesen Punkten lässt sich folgende PICO-Frage ableiten:

Führt bei Patienten nach einer Schulterarthroskopie-OP mit vorangegangenem Schulter-Impingement und daraus resultierender Bewegungseinschränkung in die Anteversion und Abduktion, gemessen anhand der Neutral-Null-Methode, zweimal wöchentliche Anwendung von Manueller Therapie im Rahmen einer physiotherapeutischen Behandlung im Vergleich zu der täglichen Durchführung aktiver, therapeutischer Übungen zuhause zu einem größeren Bewegungsausmaß innerhalb der ersten zwei Monate postoperativ?

Mit dem Beenden des Entwurfs der PICO-Frage wird die Suchstrategie in Bezug auf die Literaturrecherche erläutert. Zunächst muss entschieden werden, welche Suchwörter verwendet werden sollen und ob englischsprachige oder deutschsprachige Literatur gesucht werden soll. Anhand der o.g. PICO-Frage wurden für diese Arbeit folgende Suchwörter auf Englisch für die Datenbanken Google Scholar und Pubmed verwendet: manual therapy, home, supervised, exercise, shoulder impingement, athroscopy, manipulation, mobilization, not knee. Strategisch wurden bool'sche Operatoren wie das logische and und not verwendet. Bei der ersten Literaturrecherche auf der Internetplattform Google Scholar wurde jedoch nur das logische and angewandt und die Suchwörter manipulation, mobilization und knee wurden rausgelassen. Dabei kamen 10.800 Treffer heraus, die auf Grund der teilweise sehr alten Literatur jedoch nur bedingt brauchbar waren. Im zweiten Schritt wurde das logische not mit dem Suchwort knee hinzugefügt, da viel Literatur auf die Behandlung von Kniegelenken abzielte. Zudem wurde die Zeit so angepasst, dass die Artikel nicht älter als 4 Jahre sind. Mit dieser Strategie kamen bei Google Scholar 1.540 Treffer heraus, von denen zwei Artikel brauchbar waren. Im weiteren Verlauf wurde das Suchwort manual therapy entfernt und durch die Suchwörter manipulation und mobilization ersetzt. Damit konnte die Anzahl der Treffer bei Google Scholar auf 625 eingegrenzt werden, wovon ein Artikel hilfreich war. Auf Grund von Schlagwörtern oder der Überschriften von den bisher brauchbaren Artikeln wurde vermehrt nach den Suchwörtern exercise, supervised und shoulderimpingement bei Pubmed gesucht. In Verbindung mit der Eingrenzung des Erscheinungsjahres kamen hierbei 14 Treffer raus, von denen drei sehr hilfreich für die Auswahl des zu bewertenden Artikels waren. Damit endete die Literaturrecherche. Insgesamt nahm diese inklusive dem Durchlesen und Übersetzen der Artikel circa 7 Stunden in Anspruch.

4.2 EBP Ergebnisse

Der ausgewählte Artikel mit dem Titel „A Preliminary Randomized Clinical Trial on the Effect of Cervicothoracic Manipulation Plus Supervised Exercises vs a Home Exercise Program for the Treatment of Shoulder Impingement" von Vinuesa-Montoya, Aguilar-Ferrándiz, Matarán-Peñarrocha, Fernández-Sánchez, Fernández-Espinar und Castro-Sánchez stammt aus dem Journal of Chiropractic Medicine und wurde zunächst im November 2016 online und im Juni 2017 in der 16. Ausgabe des Journal of Chiropractic Medicine auf den Seiten 85-93 veröffentlicht. Der Artikel lässt sich mit Hilfe des 6-Stufen-Modells als Randomized Controlled Trial in die Evidenzhierarchie einordnen und hat somit eine hohe Aussagekraft. Im Folgenden wird der Artikel anhand der Checkliste zur Studienbewertung (Lauer 2011, Nierhaus 2015) in Anlehnung an CATE (Dollaghan 2007, Beushausen 2009) und CONSORT-Statement (Leonhardt, Voigt-Radloff 2007) bewertet. Im o.g. Titel wird der Studientyp als Randomized Clinical Trial benannt. Das Abstract ist vorhanden und adäquat formuliert, sodass der Leser eine Übersicht über die Fragestellung, welche sich auf Veränderungen von Schmerz, Beeinträchtigung und Bewegungsumfang nach zerviokothorakaler Manipulation sowie Bewegungstherapie bei Patienten mit einseitigem Schulter-Impingement bezieht erlangt. Ebenso werden die Merkmale der Versuchspersonen in Verbindung mit den Interventionen und der Methodik kurz und knapp erläutert. Das Abstract gibt zudem eine Übersicht über die Ergebnisse der Fragestellung und wird mit einem Ausblick, in dem geschlussfolgert wird, dass zervikothorakale Mobilisation zusammen mit aktiven Übungen die Intensität von Schmerzen und das Bewegungsausmaß im Vergleich zu alleiniger Durchführung von Übungen zuhause eher verbessern. Am Ende des Abstracts werden Schlüsselwörter aufgelistet. In der Einleitung wird der wissenschaftliche Hintergrund an verschiedenen Beispielen und Ausgangspunkten klargemacht und mit teilweise relevanter Literatur, z.B. in Bezug auf die Fragestellung mit dem Ausblick, dass mehrere Therapieansätze miteinander verbunden bessere Ergebnisse erzielen als eine einzelne Intervention (Dong, Goost & Win 2015) belegt. Eine Begründung der Studie unter Berücksichtigung der ICF wird in der Einleitung leider gar nicht erläutert. Im Kapitel der Methode werden die Studienteilnehmer näher beschrieben und Ein- und Ausschlusskriterien aufgeführt. Anhand einer, dem Artikel beigefügten, Tabelle lässt sich ein schneller Überblick über die Gruppenhomogenität die auf Grund von einem ähnlichen Durchschnittsalter in beiden Gruppen mit 51,21 +/- 5,29 Jahren in der sogenannten Home Exercise Group und 46,85 +/- 8,02 Jahren in der Manipulative plus Exercise Group, dem sehr ähnlichen Body Mass Index (kg/m²), und der ähnlichen Dauer des vorangegangen Krankheitsverlaufs in Bezug auf die Schmerzen durchaus gegeben ist. Die geplanten Interventionen sind zusammen mit den jeweiligen Tests klar beschrieben und teilweise mit Bildern im Anhang hinterlegt. Als Intervention für die erste Gruppe mit einer Stichprobengröße von n=21 wurden sechs manualtherapeutische Techniken ausgewählt, die die zervikothorakale Wirbelsäule beeinflussen und zweimal wöchentlich im Rahmen einer physiotherapeutischen Behandlung angewendet und mit aktiven Übungen zur Kräftigung und Dehnung der schulterumgebenden Muskulatur verbunden werden. Diese Übungen wurden ebenfalls als Intervention für die zweite Gruppe mit einer Stichprobengröße von n=20 ausgewählt. Die im Artikel beschriebenen Übungen sollen von beiden Gruppen zweimal täglich durchgeführt werden. Die Gesamtlaufzeit der Interventionen beläuft sich auf fünf Wochen. Gemessen werden die Ergebnisse anhand von verschiedenen Tests die sich auf verschiedene Parameter, wie z.B. Schmerzen (VAS-Skala), allgemeine Beeinträchtigungen (SDQ) und das aktive Bewegungsausmaß (ROM) beziehen. Ob eine Gleichbehandlung der Gruppen jenseits der Intervention gegeben ist, wird aus dem Artikel nicht direkt klar. Das Ziel der Studie wird in dem Methodik-Teil nicht noch einmal explizit erwähnt, jedoch wird auf Grund der Beschreibung der Interventionen indirekt auf die Fragestellung Bezug genommen und der Sinn der Interventionen wird dem Leser klar. Eine Hypothese wird genau wie primäre und sekundäre Zielkriterien nicht erläutert. Anfangs wurden 51 Teilnehmer für die Studie rekrutiert von denen jedoch zehn Teilnehmer auf Grund der Ausschlusskriterien, wie z.B. das Vorhandensein von sogenannten „red flags" oder eine vorangegangene Diagnose einer Frozen Shoulder ausgeschlossen werden mussten, sodass die Zahl der Studienteilnehmer insgesamt 41 betrug. Ursprünglich war eine Stichprobengröße von 17 Teilnehmern pro Interventionsgruppe geplant, jedoch wurde diese auf mindestens 20 Teilnehmer pro Gruppe hochgezogen, sodass ein Drop Out von 15 % zu verkraften war. Die Zuteilung der Teilnehmer zu der jeweiligen Gruppe erfolgt laut des Artikels über eine computer-generierte randomisierte Tabelle, die vor der Datensammlung sprich Testdurchführung von einem Unabhängigen entworfen wurde.

Anhand dessen wurde individuelle Karteikarten mit der zufälligen Zuordnung entworfen und versiegelte undurchsichtige Umschläge gegeben, die dann von einem Physiotherapeuten geöffnet wurden, der an der Basisuntersuchung nicht teilgenommen hat, sodass dieser unbeeinflusst mit den Interventionen beginnen konnte. Ob die Geheimhaltung der Zuteilung gegenüber anderen Beteiligten aufrechterhalten wurde, wird in der Beschreibung nicht ganz klar, sodass auch kein Aufschluss über die Unkenntnis der Gruppenzugehörigkeit und der damit ggf. verbundene Erfolg einer Verblindung gegeben ist. Eine Änderung der Stichprobe über die Zeit wird mit einem Drop Out aus der Home Exercise Group beschrieben, sodass die endgültige Stichprobe dieser Gruppe n=19 ist. Die statistischen Methoden zur Bewertung des Ziels werden in dem Artikel benannt. So wird eine deskriptive Analyse mit SPSS beschrieben, auf die weitere Analysen wie der Kolmogorov-Smirnov-Test für die Normalverteilung der Variablen; der Levene-Test, um die Varianzhomogenität zu berechnen und weitere Verfahren wie In-Group-Analysen, der Mann-Whitney-U-Test und Wilcoxon-Test folgen. Der Ergebnis Teil der Studie wird strukturiert beschrieben. Die Aufnahme der Probanden erfolgte über fünf Wochen, jedoch wurde nach diesem Zeitraum keine Nachbeobachtung angesetzt. Die Klientencharakteristika werden in der Studie prägnant über eine Tabelle „Baseline Data" dargestellt. Die Anzahl der ausgewerteten Probanden beläuft sich nach einem Drop-Out auf 40 Probanden. Die Ergebnisse werden prägnant in Zahlen in Form mehrerer Tabellen und im Fließtext dargestellt, jedoch erfolgt keine Benennung der Effektgröße. Es werden keine unerwünschten Wirkungen und Nebenwirkungen beschrieben: „no unintended effects in both groups." (Vinuesa-Montoya et al. 2016). Im Diskussionsteil der bewerteten Studie wird die Fragestellung aufgegriffen und auch hier mit relevanter Literatur zu der Fragestellung verglichen: „Our results are in agreement with those reported by Delgado-Gil et al· and Teys et al. who reported that patients with shoulder impingement symptoms who received 4 sessions of Mulligan mobilization with movement exhibited better outcomes for pain-free range of shoulder flexion and maximal external rotation." (Vinuesa-Montoya et al. 2016). Eine Generalisierbarkeit ist nur bedingt gegeben, denn es wurde nur ein Physiotherapeut mit 15 Jahren Berufserfahrung für beide Interventionsgruppen hinzugezogen. Eine Kostenbeurteilung mit einer Kosten-Nutzen-Analyse wurde in dem Artikel nicht erläutert. Ein relativ kritischer Ausblick in Bezug auf weitere Forschung wurde gegeben. Es wird auf die Dringlichkeit einer weiteren randomisierten kontrollierten Studie hingewiesen, bei der die, sich in der bewerteten Studie zu findenden, Fehler verbessert werden müssen, sodass eine höhere Relevanz erzielt wird.

4.3 EBP Diskussion

Insgesamt war mit dem zusammenfassenden Endergebnis der Studie auf Grund der bereits vorhandenen, und im bewerteten Artikel beschriebenen und hinterlegten Studien zu ähnlichen Themen, zu rechnen. Überraschend unspektakulär sind jedoch die einzelnen Ergebnisse der Tests beim Vergleich der beiden Interventionsgruppen, hierbei wären größere Veränderungen der Zahlen natürlich wünschenswert gewesen. Zurückzuführen ist dies jedoch vielleicht auf die gewählte Dauer der Studie und der fehlenden Kontrolle, wie viel intrinsische Motivation bei den Probanden besteht, die Übungen nach bestem Wissen und Gewissen auszuführen. Die Dauer von nur fünf Wochen ist auf Grund des doch sehr komplexen Krankheitsbildes des Schulter-Impingements kritisch zu bewerten. Die Strukturen des Articulatio Glenohumerale sind bei einem Schulter-Impingement stark angegriffen oder es liegt eine muskuläre Dysbalance vor. Diese Problematik bedarf je nach Befund eine intensive und langandauernde Behandlung. Die Dauer der Behandlung ist dabei natürlich jedoch abgängig von der intrinsischen Motivation des Patienten und sollte möglichst kurz gehalten werden. Ein Patient, der hochmotiviert gegenüber der Therapie eingestellt ist und in einem gesunden, ausreichenden Maße nach bestem Wissen und Gewissen die ihm gezeigten Übungen durchführt, wird eventuell schneller eine Linderung der Schmerzen und eine schnellere und deutlichere Erweiterung des Bewegungsausmaßes erzielen als ein Patient, der aus intrinsischen, privaten oder umweltbedingten Gründen die Übungen fortlaufend nicht regelmäßig durchführen kann. Im weiteren Verlauf dieses Abschnitts wird der Nutzen des bewerteten Artikels für den im Methodik-Teil beschriebenen klinischen Fall und die davon abgeleitete PICO-Frage erläutert. Ein Nutzen erschließt sich zwar nicht gänzlich und komplett, da die Patientin im klinischen Fall eine Schulterarthroskopie Operation als Maßnahme in Folge eines langanhaltenden Schulter-Impingements ergriff, jedoch lassen sich viele Parallelen erkennen. Zum einen stimmen die geplanten Interventionen überein, nämlich obwohl die Patientin operiert wurde, dürfen die gleichen Interventionen angewendet werden da postoperativ keine Kontraindikationen aus Sicht des Operateurs vorliegen. Gerade in Bezug auf dieses Fallbeispiel ist es höchstinteressant, in welchem Maße aktive, therapeutische Übungen zuhause durchgeführt die Symptome verbessern können da bei der o.g. Patientin eine hohe intrinsische Motivation vorliegt eigenständig und regelmäßig an der Verbesserung der eigenen gesundheitlichen Problematik zu arbeiten. Wer als Physiotherapeut zielorientiert arbeitet sollte zwar immer zum Ziel haben, die Defizite eines jeden Patienten möglichst schnell zu beheben   oder zu kompensieren, sodass möglichst wenige Verordnungen zu leisten sind, jedoch ist die Erarbeitung des vollends hergestellten gesunden Zustands ein langwieriger Prozess der stark abhängig von der oben beschriebenen Motivation des Patienten und von dem Ausmaß der Schädigung ist. Bei einem Patienten mit zum Beispiel einer stark verklebten Gelenkkapsel des Articulatio Glenohumerale und einem einhergehenden eingeschränkten Roll-Gleit-Verhalten des Oberarmkopfes bei bestimmten Bewegungen mögen aktive Übungen zwar einen Effekt haben, jedoch ist dieser auch limitiert durch veränderte Strukturen im Gelenk. In dem klinischen Fall wurden die geschädigten oder veränderten Strukturen von extern manipuliert und physiologisch gerichtet, jedoch entstehen auch bei einem minimal-invasiven Eingriff Veränderungen im Gewebe, die eventuell erst oder zumindest begleitend manuell behandelt werden müssen, bevor es dem Patienten auf lange Sicht möglich ist, das Problem selbstständig zu beheben oder zu kompensieren. Abschließend lässt sich feststellen, dass sich die Studie recht passend in den klinischen Fall mit der PICO-Frage eingliedern und grob übertragen lässt.

5 EBP Literaturverzeichnis

Aguilar-Ferrándiz, M.E., Castro-Sánchez, A.M., Fernández-Espinar, E.M., Fernández-Sánchez, M., Matarán-Peñarrocha, G.A.& Vinuesa-Montoya, S. (2016). *A Preliminary Randomized Clinical Trial on the Effect of Cervicothoracic Manipulation Plus Supervised Exercises vs a Home Exercise Program for the Treatment of Shoulder Impingement.* Zugriff am 10.02.2018 von
https://www.ncbi.nlm.nih.gov/pmc/articles/PMC5440641/#bb0020

Beirer, M., Braun, S.& Imhoff, A.B. (2017). *Impingement-Syndrome der Schulter.* Zugriff am 21.02.2018 von https://link.springer.com/article/10.1007/s00132-017-3402-x

Berndt, T., Elki, S., Jaeger, M.& Lerch, S. (2016). *Arthroskopische subakromiale Dekompression.* Zugriff am 21.02.2018 von
https://link.springer.com/article/10.1007/s00064-016-0450-z

Brudvig, T.J., Kulkarni, H.& Shah, S. (2011). *The Effect of Therapeutic Exercise and Mobilization on Patients With Shoulder Dysfunction: A Systematic Review With Meta-analysis.* Zugriff am 10.02.2018 von
https://www.jospt.org/doi/abs/10.2519/jospt.2011.3440?code=jospt-site

Dong W., Goost H.& Lin X.B. (2015). *Treatments for shoulder impingement syndrome: a PRISMA systematic review and network meta-analysis.* Zugriff am 23.02.2018 von
https://www.ncbi.nlm.nih.gov/pubmed/25761173

Kachingwe, A.F., Phillips, B., Plunkett, S.W.& Sletten, E. (2008). *Comparison of Manual Therapy Techniques with Therapeutic Exercise in the Treatment of Shoulder Impingement: A Randomized Controlled Pilot Clinical Trial.* Zugriff am 10.02.2018 von
https://www.ncbi.nlm.nih.gov/pmc/articles/PMC2716147/

Lauer, N. (2011). Nierhaus, I. (2015). *Checkliste zur Studienbewertung in Anlehnung an CATE (Dollaghan 2007, Beushausen 2009) und CONSORT-Statement (Leonhardt, Voigt-Radloff 2007)*

World Health Organization / WHO (2017). *International Classification of Functioning, Disability and Health (ICF).* Zugriff am 21.02.2018 von
http://www.who.int/classifications/icf/en/

6 QM

6.1 Kernprozess im Rahmen des klinischen Falls

Abb. 1: Darstellung eines Kernprozesses zum Thema Diagnostik bei einem Schulter-Impingement innerhalb der 1. Verordnung in einem Flussdiagramm

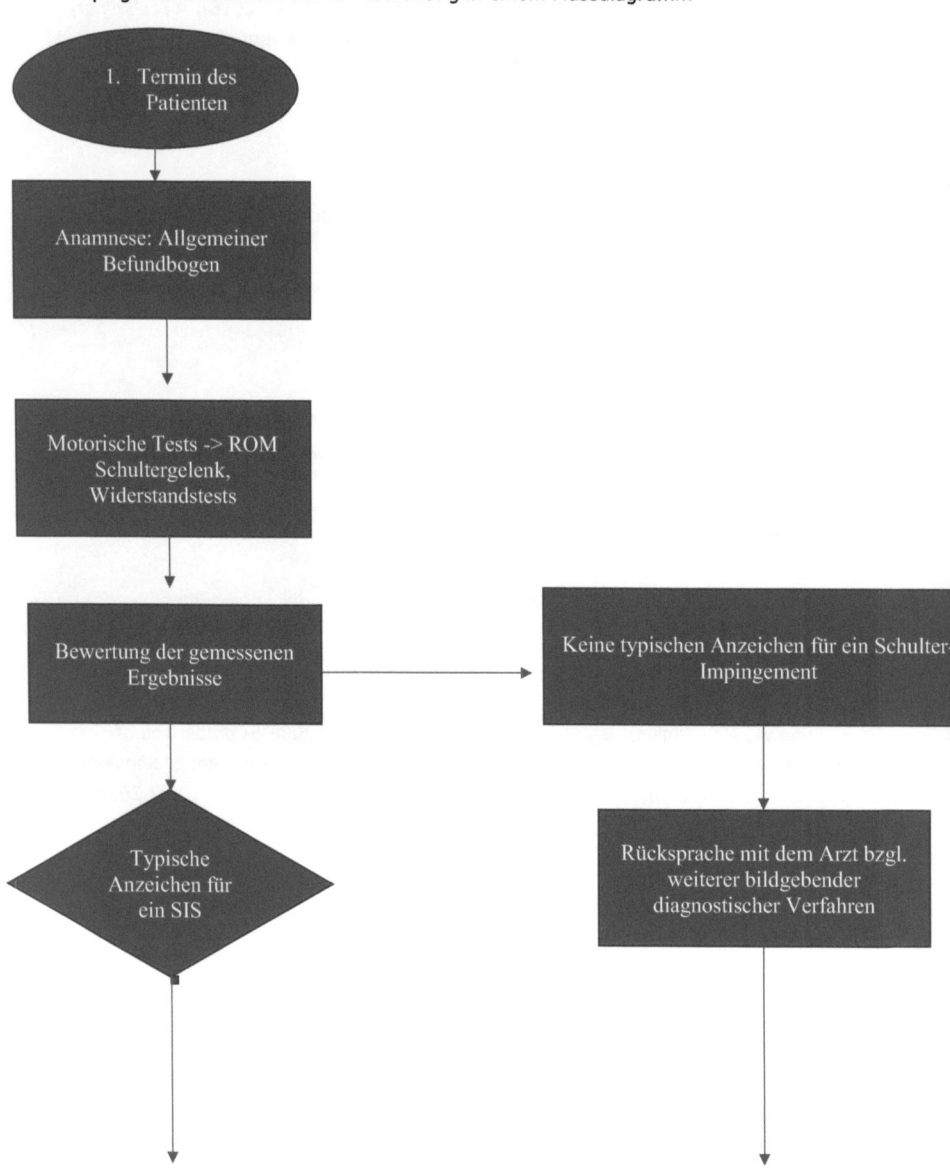

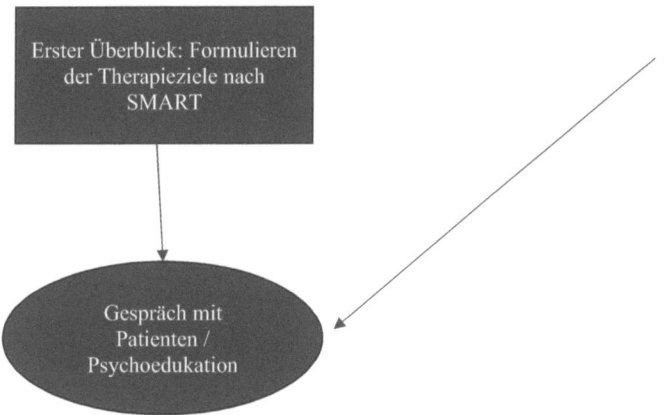

6.2 Flankierende Kern- und Unterstützungsprozesse aus Sicht des QM

„Ebenso wie für den Arzt gilt für den Gesundheitsexperten in Unternehmen: Ohne valide Diagnose keine wirksame Therapie." (Badura, Litsch, Vetter 2013)

Als Kernprozess, der im Rahmen des gewählten klinischen Falls ablaufen würde, wird die Diagnostik bei einem Schulter-Impingement bei der ersten Verordnung betrachtet. Bei dem ersten Physiotherapie-Termin findet die eingehende Befundaufnahme des Patienten statt. Zunächst wird eine Anamnese anhand des Befundbogens durchgeführt. Dabei wird vor allem näher nach den aktuellen Beschwerden gefragt, jedoch genauso nach den Hobbies und Interessen des Patienten, nach der beruflichen Tätigkeit, dem familiären Umfeld, Hilfsmitteln, Medikamenten etc. Nach dem Anamnese-Teil erfolgt eine Inspektion. Dabei bekommt der Therapeut einen ersten Eindruck von der Statik des Patienten. Im Anschluss daran werden motorische Tests durchgeführt, wie zum Beispiel der ROM-Test anhand der Neutral-Null-Methode. Dies ist ein standardisierter Test zur Überprüfung des assistiven, aktiven und resestiven Bewegungsausmaß. Zusätzlich können weitere Tests wie die Differential-Diagnostik nach Cyriax durchgeführt werden. Die Ergebnisse werden notiert und dokumentiert und anschließend von dem Therapeuten ausgewertet. Wenn die Auswertung und die Beschwerden als typische Anzeichen für ein Schulter-Impingement zu werten sind, werden anhand der Werte Ziele nach dem SMART-Modell formuliert und zum Abschluss mit dem Patienten in einem Gespräch besprochen. Die Psychoedukation ist hierbei sehr wichtig. Wenn die Auswertung der Befundaufnahme nicht für ein klassisches Schulter-Impingement sprechen, sollte Rücksprache mit dem Arzt gehalten werden, um ggf.

weitere diagnostische Schritte einzuleiten. Auch hier ist die Psychoedukation wichtig und sollte nicht umgangen werden. Insgesamt lässt sich zu dem Kernprozess der Diagnostik sagen, dass es in jeder Einrichtung einen standardisierten, evidenzbasierten und ICF-basierten Behandlungspfad für die Diagnostik geben sollte, an dem sich die Mitarbeiter orientieren können und sollten.

7 QM Literaturverzeichnis

Baduran, B., Litsch, M.& Vetter, C. (2013). Fehlzeiten-Report 2000: *Zukünftige Arbeitswelten: Gesundheitsschutz und Gesundheitsmanagement.* 146-148. Zugriff am 23.02.2018 von
https://books.google.de/books?hl=de&lr=&id=_Zf3BQAAQBAJ&oi=fnd&pg=PA143&dq=kernprozess+diagnostik&ots=QEwXSXiTVS&sig=dvgZXZYxT69FqkyR4rA1fuiJhUI#v=onepage&q=kernprozess%20diagnostik&f=false

8 ZUSAMMENFASSUNG

8.1 Fazit für EBP & QM

Zusammenfassend ist und bleibt gerade wegen der, wie in der Einleitung dieser vorliegenden Arbeit beschriebenen, Häufigkeit dieser Schulter-Erkrankung die Relevanz der Thematik und die damit verbundene Wichtigkeit von ICF- und evidenzbasierten Interventionen im physiotherapeutischen Berufsalltag bestehen. Vorhandene Studien sollten deshalb weiterhin überprüft und ggf. widerlegt werden bzw. sollten noch mehr Studien aufgestellt werden, in denen weitere Techniken und Herangehensweisen miteinander verglichen werden. Als ebenfalls wichtig zu betrachten wäre die Erforschung der Nachbehandlung nach einer Schulterarthroskopie Operation. Für das Qualitätsmanagement innerhalb einer physiotherapeutischen Einrichtung in Bezug auf die Diagnostik und Therapie von Schulterbeschwerden ist die Erstellung eines ICF- und evidenzbasierten Behandlungspfades zur Diagnostik und Behandlung der Problematik empfehlenswert. Wichtig hierbei ist die Aufklärung der Mitarbeiter über den erstellten Behandlungspfad. Zudem sind regelmäßige interne oder externe Fortbildung der Mitarbeiter in diesem Bereich wichtig und sollten finanziell und zeitlich von dem Arbeitgeber gefördert werden.

BEI GRIN MACHT SICH IHR WISSEN BEZAHLT

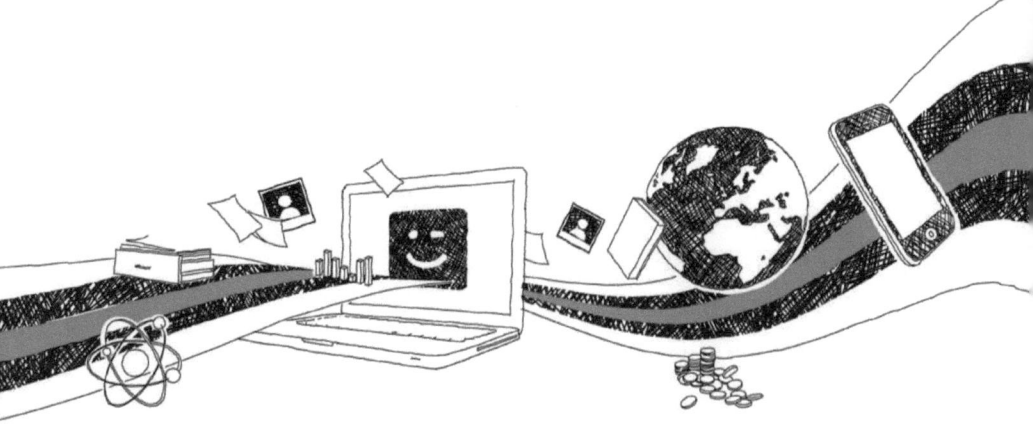

- Wir veröffentlichen Ihre Hausarbeit,
  Bachelor- und Masterarbeit

- Ihr eigenes eBook und Buch -
  weltweit in allen wichtigen Shops

- Verdienen Sie an jedem Verkauf

Jetzt bei www.GRIN.com hochladen und kostenlos publizieren

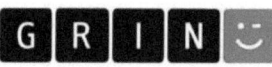